Gabriele Pitschel-Walz

Ratgeber für Raucher

**die sich entschlossen haben,
endgültig das Rauchen aufzugeben**

Lambertus

Inhalt

Vorwort

„Das Rauchen aufzugeben ist die einfachste Sache der Welt — ich habe es schon tausendmal probiert."

Mark Twain

Dieses Büchlein richtet sich an Zigarettenraucher, die sich entschlossen haben, endgültig das Rauchen aufzugeben. Hier sind einige Informationen über das Rauchen gesammelt, sowie eine Menge Ratschläge und Tips, wie man sich das Rauchen abgewöhnen kann. Eine Methode, die allen Rauchern gleichermaßen hilft, gibt es nicht. Wir hoffen aber, daß in unserem Ratgeber auch etwas zu finden ist, das Sie persönlich betrifft und weiterbringt.

Wir wünschen Ihnen bei Ihrem Unternehmen, vom Rauchen loszukommen, viel Erfolg!

Einleitung

Die Geschichte der Zigarette

Die Zigarette hat eine Geschichte, die bis in das Zeitalter der großen Entdeckungen zurückreicht. Am Anfang dieser Geschichte steht ein gerolltes Blatt, das von den Ureinwohnern Amerikas „Tabago" genannt wurde. Angeblich brachten die Seeleute von Kolumbus die Tabakblätter mit nach Europa. Der Tabak fand rasche Verbreitung. Er wurde geschnupft, gekaut und sein Rauch in Mund und Nase geblasen. In einigen Ländern wurde der Tabak als „heilsames Wunderkraut" anerkannt und in anderen Ländern als „Gift" bezeichnet und verboten. Der Tabak wurde allmählich in der ganzen Welt zu einem wertvollen Produkt und der Handel damit für die Kaufleute eine profitable Angelegenheit.

Das Zigarettenrauchen wurde in Europa erst Mitte des neunzehnten Jahrhunderts bekannt. Es wird berichtet, daß englische und französische Soldaten während des Krim-Krieges bei den Russen und Türken die Gewohnheit, Tabak in Papier zu wickeln, kennengelernt haben. Mit der maschinellen Herstellung der Zigaretten wurde das Zigarettenrauchen gesellschaftsfähig und setzte sich in allen Ländern durch. Es drängte alle anderen Formen des Tabakgenusses zurück und wurde zur häufigsten Rauchgewohnheit.

Eine gesellschaftlich akzeptierte Sucht

In der Bundesrepublik gibt es heute über 17 Millionen Zigarettenraucher. Das sind 35 % der erwachsenen Bevölkerung (Allensbacher-Werbeträger-Analyse vom September 1983). Die Zigarette ist in unserer Gesellschaft allgegenwärtig: An der U-Bahn-Haltestelle, im Restaurant, im Theaterfoyer, im Lehrerzimmer, im Büro, auf der Familienfeier, in der Discothek, in der Kantine, auf dem Arbeitsamt . . . Kaum ein Schreibwarengeschäft ohne Tabakwaren. Zigarettenautomaten auf der Straße. In Film und Fernsehen gehören die Zigaretten als unauffälliges, aber unentbehrliches Requisit mit dazu. Auf Plakatwänden und in Zeitungsanzeigen demonstrieren uns junge, sportliche Menschen, daß das Leben durch die Zigaretten erst schön wird. Sei es zur Beruhigung oder Anregung oder sei es aus Langeweile, das Zigarettenrauchen ist ein gesellschaftlich anerkanntes Mittel, um sich besser zu fühlen. Wer kann da schon widerstehen?

4

Die Verbreitung des Rauchens

Bereits 33 % der 14—19-Jährigen rauchen. Zwischen 20 und 29 Jahren wird am meisten geraucht (53 %). Danach fällt die Häufigkeitskurve ab, und von den Personen, die 70 Jahre sind und älter sind noch ca. 13 % Raucher. 29 % der Frauen und 42 % der Männer rauchen. Jedoch steigt der Anteil der rauchenden Frauen in der Bevölkerung, während der Anteil der rauchenden Männer seit Ende der 70er Jahre sinkt.

Die Zahl der Raucher in der Bundesrepublik insgesamt nimmt zwar seit einigen Jahren ab, aber der Gesamtkonsum aller Zigaretten erhöht sich immer noch von Jahr zu Jahr. Das heißt, daß die einzelnen Raucher durchschnittlich mehr rauchen als früher. Der Verbrauch pro Tag und Raucher lag 1960 bei durchschnittlich 11 Zigaretten, 1983 waren es bereits 23. Circa 30 % der Raucher sind starke Raucher, das heißt, sie rauchen mehr als 20 Zigaretten pro Tag.

Die Zigarette als Wirtschaftsfaktor

1983 wurde in der Bundesrepublik allein mit Zigaretten ein Umsatz von 22,3 Milliarden DM erzielt. Der Markt der Zigarettenindustrie ist groß. Es gibt circa 240 verschiedene Zigarettenmarken. Der Kampf um Marktanteile wird radikal geführt. Altbewährte und bekannte Marken müssen heute zum Beispiel gegen die sogenannten „Billigzigaretten" antreten. Werbung spielt dabei eine große Rolle. 1982 entfielen 235 Millionen DM auf die Zigarettenwerbung, deren größtes Medium die Publikumszeitschriften sind (80 %). Die wirtschaftliche Bedeutung des Zigarettenkonsums für den Staatshaushalt hat sich erheblich verstärkt. Seit 1. 7. 1982 beträgt der Steueranteil bei den Zigaretten 72 % des Kleinverkaufspreises. 1983 nahm die Bundesregierung 13,9 Milliarden DM an Tabaksteuer ein, das sind circa 7 % der gesamten Steuereinnahmen.

Also, wer raucht, trägt zur „Konsolidierung des Staatshaushaltes" bei. Ein edles Motiv. Dafür läßt der Staat den bekannten Spruch auf jede Schachtel Zigaretten sowie auf die Werbeplakate drucken: „Der Gesundheitsminister: Rauchen gefährdet Ihre Gesundheit. Der Rauch einer Zigarette dieser Marke enthält nach DIN die auf dem Steuerzeichen angegebenen Mengen an Nikotin (N) und Kondensat (K) (Teer)."

Die erste Zigarette

Können Sie sich noch erinnern, wie es war, als Sie das erste Mal rauchten? In der Regel wird die erste Zigarette mit zehn, elf oder zwölf Jahren geraucht. Manchmal sogar noch früher. In den meisten Fällen kommen die Anstöße zu den ersten Rauchversuchen aus dem Freundeskreis. Dabei spielt die Neugier und die Experimentierfreude eine Rolle und der Wunsch, erwachsen zu sein. Oder es macht Spaß, etwas Verbotenes zu tun. Wer nicht mitmacht, wird ausgeschlossen und als Feigling abgestempelt. War es bei Ihnen nicht ähnlich?

Ein anderer Ort der Verführung ist die Familie. Da Kinder das Verhalten der Erwachsenen imitieren, spielt das Vorbild der Eltern und der älteren Geschwister eine wesentliche Rolle.

Untersuchungen haben gezeigt, daß Kinder häufiger und mehr rauchen, wenn einer der Eltern raucht und noch mehr, wenn beide rauchen. Es kommt auch vor, daß Kindern die erste Zigarette direkt von Eltern oder Geschwistern angeboten wird. Überlegen Sie mal, waren oder sind Ihre Eltern auch Raucher? Wie hat Sie das Verhalten Ihrer Eltern beeinflußt?

Die Entwicklung zum gewohnheitsmäßigen Raucher

Die ersten Rauchversuche erfolgen sporadisch, je nachdem, ob die Kinder irgendwoher Zigaretten auftreiben können, zum Beispiel aus Mutters Schachtel, die unbeaufsichtigt auf dem Wohnzimmertisch liegt, vom älteren Bruder erbettelt oder, wenn es das Taschengeld erlaubt, aus dem Automaten gezogen. Auch ein geeigneter Ort muß gefunden werden, zum Beispiel die Schultoiletten, ein Geheimplatz im Park . . .

In der Pubertät dann wird das Rauchen regelmäßiger. Von Freunden, Verwandten, Arbeitskollegen oder Mitschülern werden häufiger Zigaretten direkt angeboten. Die Jugendlichen verfügen auch über mehr Geld, so daß sie sich selbst welche kaufen können. Die Motive für das Rauchen haben sich verändert. War es im Kindesalter eher eine Art Mutprobe und eine Überwindung, den beißenden Rauch zu inhalieren, so werden jetzt echt positive Erfahrungen körperlicher wie sozialer Art mit den Zigaretten gemacht, die dann zur Ausbildung des gewohnheitsmäßigen Rauchens führen. Es wird zum Beispiel erlebt, daß die Zigarette in einer Problemsituation Beruhigung verschaffen kann, oder daß man mit der Zigarette in der Hand beim anderen Geschlecht einen recht lässigen Eindruck hinterlassen kann. Der jugendliche Raucher hat gelernt, daß das Rauchen unmittelbare positive Konsequenzen für ihn hat, und so wird verständlich, warum er diese neue Gewohnheit beibehält.

Die Vorteile des Rauchens

Ein Nichtraucher kann sich meist gar nicht vorstellen, daß das Rauchen irgendwelche angenehmen Seiten haben kann. Er denkt an den Gestank, die gesundheitlichen Schädigungen, die Abhängigkeit usw. Sie haben gewiß mit Nichtrauchern schon über das Rauchen diskutiert und haben sich dabei unverstanden gefühlt. Das Rauchen hat für Sie durchaus Vorteile, sonst hätten Sie es schon längst aufgegeben. Denken Sie mal über Ihre Motive nach, warum rauchen Sie eigentlich? Können Sie den folgenden Aussagen zustimmen?

— Rauchen ist ein Genuß (Nach dem Essen, beim Kaffee, beim Bier, beim Fernsehen usw.).

— Rauchen ist irgendwie entspannend.

— Rauchen erleichtert den Kontakt mit anderen.

— Rauchen ist beruhigend, wenn man sich ärgert.

— Rauchen ist beruhigend, wenn man unter Streß steht und nervös ist.

— Rauchen ist eine angenehme Ablenkung, wenn man sich langweilt.

— Rauchen ist ein akzeptierter Anlaß, eine Arbeitspause einzulegen.

— Rauchen wirkt konzentrations- und leistungssteigernd.

— . . .

Sie sollten sich klar darüber werden, was das Positive für Sie persönlich am Rauchen ist. Denn wer mit dem Rauchen aufhört, gibt nicht nur ein „verhaßtes Laster" auf, sondern auch die damit verbundenen angenehmen Seiten. Auf Angenehmes will man ungern verzichten, — es wird deshalb einfacher gehen, wenn Sie sich für den entgangenen Rauchgenuß etwas anderes Schönes, Genußvolles gönnen. Idealerweise etwas, was mit dem Rauchen unvereinbar ist. Aber dazu später mehr.

Warum mit dem Rauchen aufhören?

Die meisten Raucher wissen einige Gründe, warum sie eigentlich mit dem Rauchen aufhören sollten. Sehen Sie mal die folgenden, von vielen Rauchern genannten Gründe durch und überlegen Sie, welche bei Ihnen maßgeblich sind.

— Das Rauchen schädigt die Gesundheit.

— Das Rauchen kostet zu viel Geld.

— Die Familie/ die Kollegen beschweren sich über das Rauchen.

— Die körperliche Fitneß ist durch das Rauchen eingeschränkt.

— Finger und Zähne werden durch das Rauchen gelb und unansehnlich, die Haut macht Probleme.

— Die Wohnung und die Kleidung sind ständig verqualmt.

— Die Abhängigkeit vom Rauchen ist ärgerlich und macht unzufrieden.

— . . .

„Gesundheit ist zwar nicht alles, aber ohne Gesundheit ist alles nichts."
Arthur Schopenhauer

An erster Stelle: Rauchen ist höchst ungesund. Irgendwo steckt in jedem Raucher die Angst vor den gesundheitlichen Folgen, die Angst vor dem Lungenkrebs, dem Raucherbein, dem Herzinfarkt usw. Man hat ja schon so viel darüber gehört, gelesen oder im Fernsehen gesehen. So viel, daß man es fast nicht mehr hören kann. Und man sucht nach Alibis für das weitere Rauchen. Über die Appelle der „Gesundheitsapostel" setzt man sich lässig hinweg und behauptet, man würde sowieso lieber kurz und gut leben als lang und ohne Genüsse.

Und außerdem fühle man sich ja noch gut. Es würde einen schon nicht erwischen. Irgendwann mal werde man das Rauchen schon noch aufgeben. Und überhaupt, der Onkel Kurt, der geraucht habe, wie ein Schlot, sei schließlich auch 84 Jahre alt geworden . . .

Andererseits sei das Leben an sich sowieso voller Risiken, da falle das Rauchen nicht mehr ins Gewicht: die vielen Verkehrsunfälle, die Verschmutzung des Wassers, der Luft und des Bodens, die harten Bedingungen mancher Arbeitsplätze, der drohende 3. Weltkrieg . . . Angesichts so vieler Gefahren, für die man selbst nicht direkt verantwortlich ist, und die man allein nicht beeinflussen kann, nimmt man auch in bezug auf das eigene Rauchen eine fatalistische Haltung ein. Wäre nicht ein anderes Fazit denkbar? Engagement für die Einschränkung bzw. Verhinderung von Umweltgefahren einerseits ist lebensnotwendig. Ist denn die Belastung unserer Umwelt nicht auch ein Grund mehr, mit dem Rauchen aufzuhören?

Es ist einfach eine Tatsache, die wissenschaftlich belegt ist, daß Raucher wesentlich häufiger erkranken als Nichtraucher und eine wesentlich verkürzte Lebenserwartung haben. Die Übersterblichkeit der Raucher gegenüber den Nichtrauchern ist in der realtiv jungen Altersgruppe der 40- bis 50-Jährigen am höchsten — also in einem Alter, in dem man das Leben in vollen Zügen genießen könnte. Und was oft übersehen wird: Raucherkrankheiten, vor allem die Raucherkrebse, ziehen sich über Jahre hin. Nichts geht dann mehr wie von selbst. Nichts mehr von wegen „Duft der großen weiten Welt". Der Weg hat sich dann offensichtlich nicht gelohnt.

Doch genug von Krankheiten und Tod. Wer sich genauer über die Schadstoffe in der Zigarette und die Gesundheitsschädigungen durch das Rauchen informieren will, sei auf den Anhang verwiesen.

8

Die Vorteile des Nichtrauchens

Nun zu den Vorteilen, die das Nichtrauchen bringt. Nach kurzer Zeit werden Sie schon positive Folgen des Nichtrauchens bemerken.

Sie werden zum Beispiel feststellen, daß Sie wieder besser schmecken und riechen können. Die Haut wird wieder reiner, die Finger weniger gelb verfärbt sein. Sie werden sich selbst und auch Ihre Kleidung wieder als frischer empfinden. Ihnen wird die frische Luft in Ihrer Wohnung auffallen. Sie werden spüren, daß sich Ihre Kondition verbessert. Bei Belastungen, wie zum Beispiel beim Treppensteigen, wird das Atmen leichter werden. Gesundheitlich werden Sie sich allgemein besser fühlen. Ihr Raucherhusten wird weniger werden und allmählich verschwinden.

Bedenken Sie auch die materiellen Vorteile, die das Nichtrauchen bringt. Eine Schachtel Zigaretten einer gängigen Marke kostet heute 4,— DM. Ein starker Raucher, der zwei Schachteln pro Trag braucht (circa 44 Stück), gibt im Jahr 2 920,— DM für seinen Zigarettenkonsum aus. In einem 40jährigen Raucherdasein wären das 116 800,— DM, die Verzinsung vernachlässigt. Anders herum gesagt: Wenn Sie das Rauchen aufgeben, sparen Sie in einem Jahr circa 2 000 bis 3 000,— DM. Damit läßt sich einiges machen: z. B. könnten Sie sich eine Urlaubsreise finanzieren oder Ihre gesamte Familie mit neuen Fahrrädern ausstatten oder jeden Tag ins Kino gehen oder . . . Sie haben bestimmt einen Wunsch, den Sie sich dadurch endlich erfüllen können.

Wenn Sie es geschafft haben, mit dem Rauchen aufzuhören, werden Sie stolz auf sich sein und Bewunderung durch andere erfahren. Es wird Sie froh und zufrieden machen, die Abhängigkeit für immer los zu sein.

Um noch einmal auf die Gesundheit zurückzukommen. Auch langfristig wird sich das Aussteigen lohnen. Ihre Lebenserwartung wird sich im Laufe der Jahre wieder der von Nichtrauchern annähern. — Es ist also noch nicht zu spät.

Wie wird man Nichtraucher?

Der „eiserne Wille"

Fragt man einen ehemaligen Raucher, wie er es denn geschafft habe, vom Rauchen loszukommen, so hört man oft, der „eiserne Wille" sei es gewesen. Sicherlich, der Wille zum Aufhören muß vorhanden sein, jedoch zu sagen, daß jemand Willensstärke besitzt ist nur eine andere Art zu sagen, daß jemand erfolgreich ist, wo andere scheitern. Uns interessiert aber, wie dieser Erfolg zustandekommt. Der „eiserne Wille", den ein erfolgreicher Ex-Raucher offensichtlich hatte, bedeutet in der Praxis nichts anderes als ein geschicktes Umgehen mit Situationen, in denen man rückfällig werden könnte. Fragt man bei den Ex-Rauchern mal genauer nach, so können sie sicher ein paar ihrer Tricks nennen, wie sie mit kritischen Situationen fertig geworden sind.

Wir wollen Ihnen später auch einige Tricks und Ratschläge anbieten, wie Sie sich das Aufhören leichter machen können. Nicht alles wird auf Ihre Situation zutreffen. Suchen Sie sich das Passende heraus und lassen Sie sich dazu anregen, Ihre eigenen Tricks zu finden.

Es gibt eine Vielzahl von Raucherentwöhnungstherapien. Sie haben sicher von einigen schon gehört, gelesen oder sie selbst ausprobiert. Wir wollen hier ein paar gängige Methoden beschreiben. Die Liste der Methoden wird aber sicherlich nicht vollständig sein.

Medikamentöse Raucherentwöhnung

Bei den Versuchen, das Rauchen aufzuhören, haben Medikamente als Hilfsmittel eine lange Tradition. Die zwei wichtigsten Formen der Pharmakotherapie sind eine direkte, die das Nikotin ersetzen soll, und eine indirekte, die seelische Zustände beeinflussen soll, um das Zigarettenrauchen überflüssig zu machen.

Wahrscheinlich am häufigsten werden Medikamente eingesetzt, die in der Wirkung dem Nikotin gleichkommen. Es handelt sich meistens um Lobelin-Verbindungen, die die körperliche Abhängigkeit herabsetzen sollen. Der Erfolg dieser Nikotinersatzstoffe konnte noch nicht eindeutig nachgewiesen werden.

Drogen mit stimulierenden oder beruhigenden Eigenschaften (Anregungsmittel oder Tranquilizer) werden als Hilfe in der schwierigen Anfangsphase der Abstinenz benutzt. Sie sollten die vermuteten seelischen Gründe für das Rauchen oder die durch die Entwöhnung auftretenden Symptome (Nervosität, Gereiztheit, depressive Stimmungslage, Appetitsteigerung, innere Unruhe usw.) beseitigen. Diese Drogen erzielen häufig einen sehr guten, kurzfristigen Erfolg. Doch für einen langfristigen Erfolg sind sie ungeeignet. Man bedenke auch die Gefahr, daß die Abhängigkeit vom Rauchen von der Abhängigkeit psychisch wirksamer Drogen abgelöst werden könnte.

Der Nikotin-Kaugummi

In jüngster Zeit hat man damit begonnen, einen nikotinhaltigen Kaugummi als therapeutisches Mittel einzusetzen. Durch die Kaubewegungen wird Nikotin freigesetzt und gelangt über die Mundschleimhaut direkt ins Gehirn. Es ist möglich, die Nikotineinnahme durch stärkeres oder schwächeres Kauen zu regulieren. Genußerlebnisse wie beim Rauchen fehlen jedoch. Mit der Benutzung nikotinhaltiger Kaugummis wird zwar weiterhin Nikotin zugeführt, aber die Aufnahme von Teer, Kohlenmonoxyd und anderen schädlichen Wirkstoffen, die im Zigarettenrauch enthalten sind, fällt weg. Ziel ist es, durch allmähliche Einschränkung der täglichen Anzahl von Nikotinkaugummis im Therapieverlauf den Raucher vollständig vom Rauchen abzubringen.

Über die Wirksamkeit des Nikotinkaugummis liegen schon einige Ergebnisse vor. Mit dem Nikotinkaugummi in Verbindung mit einer anderen Therapiemethode (z. B. Raucherentwöhnungsprogramm in der Gruppe) wurden positive Ergebnisse erzielt. Die Nikotinkaugummis allein reichen in der Regel für einen langfristigen Erfolg nicht aus.

Verhaltenstherapie

Vertreter dieser Therapierichtung gehen davon aus, daß Rauchen eine Verhaltensweise ist, die gelernt wurde, wie die meisten anderen menschlichen Verhaltensweisen auch wie z. B. Schwimmen, Sprechen, Radfahren. Mit den Gesetzen, nach denen solche Verhaltensweisen gelernt oder auch wieder verlernt werden, befaßt sich ein spezieller Zweig der Wissenschaft, die Lernpsychologie. Aus der Lernpsychologie wiederum hat sich eine Therapieform entwickelt, die den meisten von Ihnen wenigstens dem Namen nach bekannt ist, die Verhaltenstherapie. In der Verhaltenstherapie geht es darum, unerwünschtes Verhalten zu verändern. Bei den verhaltensorientierten Raucherentwöhnungstherapien finden unterschiedliche Techniken Anwendung.

11

Eine aversive Technik besteht darin, den Raucher oder mehrere Raucher in einen kleinen, gut abgedichteten Raum zu schicken mit der Aufforderung, so viel und so schnell wie möglich zu rauchen. Der Aufenthalt in dem verrauchten Raum führt zu Übelkeit und Erbrechen. Dieses unangenehme Erlebnis soll in Zukunft vom Rauchen abhalten (Technik der negativen Übung).

Was hier von einem Therapeuten als Technik eingesetzt wird, kann übrigens im Alltag auch ganz unbeabsichtigt vorkommen. Es gibt ehemalige Raucher, die berichten, daß sie nach einer Fete, auf der viel geraucht und wenig gelüftet wurde, einen Ekel vor Zigarettenrauch entwickelten und es ihnen daher leicht fiel, das Rauchen aufzugeben.

Die Selbstkontrolle ist eine besonders erfolgversprechende Methode, die in den meisten verhaltensorientierten Raucherentwöhnungstherapien Anwendung findet. Sie können sie auch selbständig bei sich durchführen.

Für manch einen klingt das Wort „Selbstkontrolle" vielleicht unsympathisch. Er versteht darunter die Fähigkeit, sein Verhalten willentlich steuern zu können und denkt an die vielen Appelle an den Willen („Seien Sie nicht so labil", „Reiß Dich doch zusammen", usw.), die alle nichts gebracht haben.

Bei der Selbstkontrolle geht es jedoch darum,

1. die Situationen, in denen Sie gewöhnlich rauchen, bewußt und planvoll zu ändern

2. den Rauchvorgang selbst zu verändern

3. das, was dem Rauchen normalerweise folgt, zu verändern.

Wie das praktisch funktioniert, sollen Sie im nächsten Kapitel erfahren.

Manche verhaltensorientierten Raucherentwöhnungstherapien sehen unter anderem vor, daß Raucher, die ihr Ziel, entweder weniger zu rauchen oder ganz auf Null zu kommen, erreicht haben, sich selbst belohnen. Die Belohnung erfolgt in Form von Geld, das zuvor zurückgelegt wurde, oder auf irgendeine andere Weise, die anfänglich ausgemacht wurde. Für das Nichtrauchen wird damit ein zusätzlicher positiver Anreiz geschaffen, und der Erfolg dadurch wahrscheinlicher.

Raucherentwöhnung in Kurkliniken und Sanatorien

In einigen Kurkliniken und Sanatorien werden Raucherentwöhnungstherapien durchgeführt. Sie bieten zum Teil Medikamente, Verhaltenstherapie und andere Methoden parallel an.

Besonders bekannt ist die Bad-Nauheimer-Raucherentwöhnungs-Therapie, die auf dem „Fünf-Tage-Plan" basiert, der von Dr. med.J.W.McFarland und E.J.Folkenberg, beide Washington, USA, vor über zwanzig Jahren entwickelt wurde.

Er wurde für die Kurpatienten erweitert und programmiert, wobei besonderer Wert auf lernpsychologische Gesichtspunkte gelegt wurde. Die Bad-Nauheimer-Raucherentwöhnungs-Therapie umfaßt einen Einführungsvortrag, fünf Gruppentherapieabende und zwei Nachversammlungen. Es werden schriftliche Informationen sowie Dias und Filme als Arbeitsmaterial verwendet. Die Therapie stützt sich auf ein verhaltenstherapeutisches Lernprogramm.

Daneben werden unter anderem autogenes Training, Selbstentspannung, Atemtherapie, Yoga, die „kleine Kneipptherapie" und Gymnastik angeboten. Zur Milderung der Entzugserscheinungen werden blutdrucksteigernde Mittel und Vitamine gegeben.

Die Voraussetzungen zur Raucherentwöhnung bei Kurpatienten in einem Herz- und Kreislauf-Bad liegen aufgrund der erhöhten Motivation besonders günstig. Die Erfolge, die in Bad Nauheim erzielt wurden, sind daher recht beachtlich. Nach einer auf freiwilliger Basis durchgeführten Fragebogen-Aktion waren von den Personen, die bei Kurende nicht mehr rauchten, nach drei Jahren die Hälfte immer noch Nichtraucher.

Verhaltensorientierte Gruppenkurse zur Raucherentwöhnung

Im Auftrag der Bundeszentrale für gesundheitliche Aufklärung wurde vom Max-Planck-Institut, München, das verhaltenstherapeutische Nichtraucher-Trainingsprogramm „Eine Chance für Raucher, Nichtraucher in zehn Wochen" entwickelt. Das Programm wird inzwischen von über 200 Instituten — zumeist von Volkshochschulen und Ortskrankenkassen — angeboten.

Das Training findet in einer Gruppe von zehn bis fünfzehn Rauchern statt. Es umfaßt zehn Treffen à eineinhalb Stunden. Das Programm vermittelt Einsicht in das eigene Verhalten und führt zur Eigenverantwortung und Eigenkontrolle. In kleinen Schritten wird das Rauchen zunächst reduziert, bis es ganz aufgegeben wird. Durch die Durchführung in der Gruppe erfährt der einzelne Teilnehmer Unterstützung und Sicherheit bei seinem Unternehmen, das Rauchen aufzuhören.

Die Wirksamkeit des Nichtraucher-Trainingsprogramms wurde bereits eingehend untersucht. Circa 55 % der regelmäßigen Kursteilnehmer sind bei Kursende Nichtraucher, nach einem Jahr sind es noch circa 30 %. Die

13

Ergebnisse sind gut, wenn man bedenkt, daß von den Rauchern, die ganz ohne Methode versuchen, Nichtraucher zu werden, lediglich 2 % längerfristig erfolgreich sind (nach einer Repräsentativ-Untersuchung der Bundeszentrale für gesundheitliche Aufklärung, die sich auf die Gesamtbevölkerung für den Zeitraum von 1977 bis 1981 bezieht).

Weitere therapeutische Methoden

Es gibt einen richtigen Markt an weiteren Rauchertherapien, die unterschiedlich hinsichtlich ihrer Methode und ihrer Dauer sind.

Es werden zum Beispiel Akupunktur, Hypnose, Schlaftherapie, Atemtherapie, autogenes Training, transzendentale Meditation oder Yoga angeboten. Jede Therapieform kann auch Erfolge vorweisen. Meistens beziehen sie sich jedoch auf Einzelfälle und wissenschaftliche Untersuchungen über die wichtigen langfristigen Ergebnisse fehlen.

Auf dem Markt der Rauchertherapien finden sich auch skurrile Methoden wie zum Beispiel Handauflegen, Trinken von bestimmtem Quellwasser und andere, die bei festem Glauben des Rauchers an die Wirksamkeit der Methode durch suggestive Einwirkung kurzfristig Erfolge herbeiführen können.

Da sich Raucher natürlich wünschen, daß das Aufhören möglichst schnell und mühelos über die Bühne geht, sind derartige „Therapien" sehr beliebt. Da sie jedoch keine Hilfe bieten für Situationen, die bisher ohne Zigarette schwierig zu überstehen waren, ist die Rückfallquote hoch.

Wenn Sie nun ernsthaft etwas gegen Ihr Rauchen tun wollen

Sofort aufhören oder reduzieren?

Viele Ex-Raucher geben als ihr Patentrezept an: „Man muß von heute auf morgen aufhören; alle Zigaretten wegwerfen — fertig." Das ist die sogenannte Punkt-Schluß-Methode. Sie haben das vielleicht auch schon einmal oder sogar mehrere Male ausprobiert und bei Ihnen hat das nicht geklappt. Wir wollen Ihnen deshalb etwas anderes anbieten: Schrittweises Vorgehen. Sie reduzieren Ihren täglichen Zigarettenverbrauch allmählich in kleinen Schritten, bis Sie schließlich ganz aufhören. Das kostet weniger Willensanstrengung und die Entzugserscheinungen werden Ihnen weniger zu schaffen machen.

Andere unter Ihnen werden vielleicht sagen: Allmählich weniger rauchen — das geht bei mir sicher nicht. Entweder ganz oder gar nicht. Für Sie halten wir auch einige Tips zum Sofortaufhören bereit. Wählen Sie die Methode, die Ihnen für Sie am günstigsten erscheint.

Das schrittweise Vorgehen ist auch brauchbar für Raucher, die sich noch nicht sicher sind, ob sie ganz aufhören wollen, oder ihren Zigarettenverbrauch erstmal nur verringern wollen.

Es ist sicherlich ein schöner Erfolg, wenn man seinen Zigarettenkonsum zum Beispiel von 40 auf 10 pro Tag herabsetzen kann, und gesundheitlich macht sich das auch positiv bemerkbar. Wie Sie vielleicht aus eigener Erfahrung wissen, ist es jedoch äußerst schwierig, diese Grenze auf Dauer einzuhalten. Das haben auch wissenschaftliche Untersuchungen gezeigt. Raucher, die mit Hilfe einer schrittweisen Raucherentwöhnungstherapie ihren Zigarettenkonsum am Therapieende nur verringert hatten, wurden häufiger rückfällig (d.h. sie waren nach einer gewissen Zeit wieder annähernd bei ihrer alten Zigarettenzahl angelangt) als Raucher, die ganz vom Rauchen losgekommen waren. Viele Raucher fänden es ideal, wenn es ihnen gelänge, nur noch zu ausgewählten Gelegenheiten (zum Beispiel nach dem Weihnachtsessen) zur Zigarette zu greifen, um diese dann bewußt und mit Genuß zu rauchen. Doch das klappt in den wenigsten Fällen. Daher ist es ratsam, ein Leben ganz ohne Zigarette anzustreben.

Selbstbeobachtung

Rauchen ist bei Ihnen eine Gewohnheit geworden, das heißt, es geht ganz automatisch. Sie merken manchmal gar nicht, daß Sie sich schon wieder eine angesteckt haben. Wenn Sie sich dieses Verhalten abgewöhnen wollen, machen Sie sich als ersten Schritt einmal bewußt, wie viele Zigaretten Sie pro Tag rauchen. Führen Sie dazu jeden Tag eine Strichliste. Registrieren Sie jede Zigarette vor dem Rauchen und bedenken Sie jedes Mal, ob Sie auch wirklich rauchen wollen. Die Strichliste können Sie in die Zellophanhülle der Zigarettenpackung stecken.

Nach einer Woche ziehen Sie Bilanz. Wieviel haben Sie durchschnittlich pro Tag geraucht? Hätten Sie gedacht, daß es so viele sind? Oder hätten Sie Ihren Konsum höher eingeschätzt? Es kommt vor, daß Sie allein durch das Registrieren der Zigaretten schon weniger rauchen. Das wäre schon der erste Erfolg.

Als zweiten Schritt führen Sie eine Woche lang mal Buch über Ihre Rauchgewohnheiten. Jedes Mal, bevor Sie sich eine Zigarette anzünden, machen Sie auf einem Blatt Papier einen Strich und tragen die Uhrzeit und Situation ein. Das könnte zum Beispiel so aussehen:

Datum: 1. 4. 1985

Zeit	Situation	Anzahl der Zigaretten
7.00	nach dem Frühstückskaffee	II
7.30	Fahrt zur Arbeit im Auto	I
9.30—10.00	Brotzeitpause	III
12.30—13.00	Mittagspause	IIII
15.00—15.15	Kaffeepause	II
17.15—18.00	Fahrt im Auto nach Hause (Stau)	IIII
18.00—19.00	Entspannung zu Hause	III
19.30—20.30	nach dem Abendessen	IIII
21.00—23.30	Skatabend in der Kneipe; beim Bier	IIIII IIIII II
24.00	im Bett	I
	Zusammen	36 Stück

Sie beobachten sich also den ganzen Tag über, wann und bei welcher Tätigkeit Sie wie viele Zigaretten rauchen. Das Aufschreiben ist wichtig. Nur so wird Ihnen Ihr Rauchverhalten deutlich und es kann sein, daß Sie auf diese Weise auch wieder Ihren Zigarettenverbrauch ein wenig einschränken können.

Selbstkontrolle

Als nächstes können Sie nun Ihren eigenen Plan aufstellen, in welchem zeitlichen Rahmen Sie Ihr Rauchen verringern wollen. Betrachten Sie mal Ihre schriftlich niedergelegten Beobachtungen der letzten Woche. Wo rauchen Sie besonders viel? In welcher der aufgeführten Situationen würde es Ihnen am leichtesten fallen, auf die Zigaretten zu verzichten?

Auf wie viele Zigaretten möchten Sie in der nächsten Woche Ihren Verbrauch senken? Sie setzen sich dann zum Beispiel das Ziel, in der nächsten Woche, statt bisher durchschnittlich 35 Zigaretten nur noch 30 Zigaretten pro Tag zu rauchen. Da es Ihnen zum Beispiel am leichtesten fiele, beim Autofahren auf die Zigaretten zu verzichten, nehmen Sie sich vor, nicht mehr im Auto zu rauchen. Sie stellen diese eine oder auch mehrere persönliche Selbstkontrollregeln auf, die Ihnen helfen sollen, Ihr Ziel zu erreichen.

Wir möchten Ihnen einige Anregungen für weitere Selbstkontrollregeln geben:

Selbstkontrollregeln

Ich rauche nicht mehr vor dem Frühstück.

Ich lehne alle angebotenen Zigaretten ab.

Ich rauche nicht mehr in Gegenwart von Kindern und Nichtrauchern.

Ich kaufe mir erst wieder Zigaretten, wenn die alte Schachtel leer ist, das heißt, ich lege keine Vorräte an.

Ich rauche nicht mehr bei bestimmten Tätigkeiten, zum Beispiel beim Telefonieren, beim Kaffeetrinken, beim Fernsehen oder, wenn ich auf jemanden warte.

Ich rauche nicht mehr an bestimmten Orten, zum Beispiel im Bett, im Wohnzimmer, im Büro, auf der Straße.

Wenn ich eine Zigarette rauchen will, warte ich erst mal fünf Minuten und stecke sie dann erst an.

Ich versuche, beim Rauchen nicht mehr zu inhalieren.

Ich wechsele die Zigarettenmarke und rauche eine mit Filter und weniger Nikotin- und Teergehalt.

Ich lege die Zigarette nach jedem Zug aus der Hand.

Ich leere nach jeder Zigarette den Aschenbecher aus und öffne das Fenster zum Lüften.

Ich nehme nie Streichhölzer oder Feuerzeug mit, so daß ich bei jeder Zigarette um Feuer bitten muß.

Nach einer Woche ziehen Sie wieder Bilanz.

Haben Sie Ihr Ziel erreicht? Waren Ihre Selbstkontrollregeln eine Hilfe? Setzen Sie sich jetzt wieder ein Ziel für die nächste Woche und legen Sie die Selbstkontrollregeln, die sie einhalten möchten, fest.

Die Ziele sehen bei den einzelnen Rauchern recht unterschiedlich aus. Einige wollen bereits in der zweiten Woche von zwanzig auf null Zigaretten kommen. Andere wollen jede Woche um zehn Zigaretten reduzieren und wieder andere lassen sich Zeit und stecken sich kleinere Ziele. Wenn Sie Ihr Ziel einmal nicht einhalten konnten, seien Sie nicht traurig. Vielleicht haben Sie sich einfach zu viel vorgenommen. Setzen Sie Ihr Ziel für die nächste Woche nicht so hoch an. Sehen Sie Ihre schriftlich niedergelegten Beobachtungen der letzten Woche nochmals durch. In welcher Situation haben Sie besonders viel geraucht? Überlegen Sie sich eine passende Selbstkontrollregel für die kommende Woche. Sie werden sehen, auch Sie werden kleine Erfolge verbuchen können.

Belohnung

Für jedes erreichte Ziel sollten Sie sich selbst belohnen. Sie haben Fortschritte gemacht und sollten dafür ruhig eine Anerkennung erhalten.

Überlegen Sie, mit was Sie sich eine kleine Freude bereiten können. Vielleicht freuen Sie sich über einen schönen Blumenstrauß, über ein neues Buch, über eine Schallplatte oder Sie gehen gern mit einer lieben Person zum Essen. Legen Sie eine Liste an mit Möglichkeiten, wie Sie sich belohnen können. Da Sie ja weniger Zigaretten kaufen müssen, bleibt Ihnen jede Woche etwas Geld übrig, so daß Sie sich diese Belohnungen durchaus leisten können.

Vielleicht finden Sie es lächerlich, sich selbst zu belohnen. Für einige ist es aber eine wertvolle Hilfe auf dem Weg vom Raucher zum Nichtraucher. Probieren Sie es einfach einmal aus. Es gibt auch noch andere Formen der Belohnung. Sie könnten sich zum Beispiel ein Sparschwein besorgen und das Geld für die nicht gerauchten Zigaretten darin sparen. Nach einer gewissen Zeit (zum Beispiel wenn sie eine Woche, zwei Wochen, einen Monat oder . . . nicht mehr geraucht haben) schlachten Sie Ihr Schwein und gönnen Sie sich etwas Schönes. Eine Belohnung ist einfach ein Anreiz mehr, das gesteckte Ziel, das Rauchen auf eine bestimmte Anzahl von Zigaretten einzuschränken oder ganz aufzuhören, zu erreichen.

Wetten und Verträge

Als Wettpartner kommen Familienmitglieder, Freunde oder Kollegen in Frage. Sie wetten zum Beispiel, daß Sie bis zum so und sovielten nur noch die Hälfte rauchen oder bis zu einem bestimmten Termin Nichtraucher sind. Bei einem Vertrag legen Sie Ihre Ziele schriftlich fest, so wie die genauen Konsequenzen, die eintreten, wenn Sie diese Ziele nicht einhalten. Zum Beispiel können Sie sich verpflichten, eine bestimmte Geldsumme für einen wohltätigen Zweck zu spenden, falls Sie mehr rauchen, als Sie sich vorgenommen hatten.

Wie die regelmäßigen Belohnungen schaffen Wetten oder Verträge einen zusätzlichen Anreiz, die gesteckten Ziele, das Rauchen auf eine bestimmte Anzahl Zigaretten einzuschränken beziehungsweise ab einem bestimmten Zeitpunkt ganz aufzuhören, zu erreichen.

Ersatz für das Rauchen

Wir haben vorher schon erwähnt, daß das Rauchen für Sie etwas Positives darstellt oder unangenehme Situationen für Sie erträglicher macht. Wenn Sie das Rauchen einstellen, geht Ihnen etwas ab. Es wird Ihnen leichter fallen, auf Ihre liebe Gewohnheit zu verzichten, wenn Sie einen Ersatz für das Rauchen finden. Wir wollen Ihnen auf der Suche nach dem Ersatz für das Rauchen behilflich sein.

Sehen Sie sich nochmals Ihre täglichen Beobachtungen durch. Greifen Sie eine Situation heraus, in der Sie besonders viel rauchen. Zum Beispiel rauchen Sie vielleicht besonders viel, wenn Sie abends zu Hause sitzen und sich von der Arbeit entspannen wollen. In dieser Situation ist die Zigarette ein Mittel, um Sie zu beruhigen. Nun überlegen Sie mal, wie Sie den Entspannungszustand auf andere Weise erreichen könnten.

Musik hören ist zum Beispiel für die meisten Menschen entspannend. Setzen Sie sich bequem auf einen Sessel oder legen Sie sich aufs Sofa und nehmen Sie sich Zeit für eine Musik, die auf Sie beruhigend wirkt.

Eine andere Möglichkeit wäre, in die Badewanne zu steigen und ein warmes Bad zu nehmen. Bewegung ist auch gut geeignet, Spannungsgefühle abzubauen. Wir werden später darauf noch näher eingehen. Ihnen fallen vielleicht noch weitere Entspannungsmöglichkeiten ein. Oder vielleicht interessieren Sie sich für einen Kurs, in dem Sie lernen, wie man sich tief entspannen kann. Volkshochschulen und verschiedene andere Stellen (zum Beispiel Krankenkassen, Therapiezentren) bieten Entspannungstraining, autogenes Training oder Yoga an. Erkundigen Sie sich mal, wer in Ihrer Nähe derartige Kurse durchführt.

„Was ich noch zu sagen hätte, dauert eine Zigarette . . .“

Andere unter Ihnen haben festgestellt, daß sie am meisten rauchen, wenn sie in Gesellschaft sind, zum Beispiel in der Kneipe. Zur Begrüßung zündet man sich gemeinsam eine Zigarette an und raucht, während man sich unter-

19

hält. Man bietet sich gegenseitig Feuer und Zigaretten an. Die Zigarette gehört einfach mit dazu. Wenn man keine Zigaretten zur Hand hat, fehlt einem etwas oder man fühlt sich sogar ein bißchen unsicher.

Wodurch könnten Sie in dieser Situation die Zigarette ersetzen? Wie wäre es zum Beispiel mit einem sogenannten Handschmeichler, der in Ihrer Hosen- oder Jackentasche steckt und den Sie jederzeit in die Hand nehmen und befühlen können. Das kann ein besonders schöner Kieselstein sein, eine Holzkugel oder eine Perlenkette, wie sie die Griechen oder Orientalen häufig mit sich führen. Auf diese Weise haben Sie etwas Angenehmes in der Hand, das Ihnen eine gewisse Sicherheit gibt und mit dem Sie sich ganz nebenher beschäftigen können.

Oder wenn Sie in der Kneipe Karten spielen, übernehmen Sie das Aufschreiben. Der Bleistift oder Kugelschreiber in der Hand erfüllt die gleiche Funktion. Vielleicht reicht es auch, wenn Sie jedes Mal, wenn Sie das Verlangen nach einer Zigarette verspüren, Ihren kleinen Finger massieren.

Oder vergegenwärtigen wir uns eine andere Situation, die in Ihren Tagesbeobachtungen immer wieder auftauchen könnte. Zum Beispiel Sie sitzen am Schreibtisch und die Arbeit geht nicht so richtig voran. Sie stecken sich eine Zigarette nach der anderen an. Die Zigaretten sollen Ihre Konzentration steigern. Und manchmal klappt das dann auch.

Wie könnten Sie diese Situation ohne Zigaretten bewältigen? Verschaffen Sie sich vielleicht erst mal mehr Sauerstoff, indem Sie das Fenster öffnen und tief Luft holen (natürlich nur, wenn Ihr Arbeitszimmer nicht an einer verkehrsreichen Straße gelegen ist). Sie legen eine kleine Pause ein und machen ein paar Gymnastik- und Atemübungen.

Manchem hilft es, wenn er statt der Zigarette eine Karotte in den Mund nimmt, an der er knappern kann oder er ißt einen Apfel oder Weintrauben. Kaugummikauen wäre auch ein möglicher Ersatz. Vielleicht haben Sie noch weitere Ideen, wie Sie bei der Arbeit ohne Zigaretten auskommen können.

Süßigkeiten als Ersatz sind nicht so gut geeignet, da sie zusätzliche Pfunde einbringen, die Sie wahrscheinlich nur schwer wieder los werden.

Wir haben uns für drei Situationen überlegt, wodurch man die Zigarette ersetzen kann. Nehmen Sie sich nun Ihre persönlichen Rauchsituationen vor und überlegen Sie sich auf ähnliche Weise Ersatzmöglichkeiten.

Vielleicht gibt es bei Ihnen Situationen, wo Sie sagen, hier kann ich einfach nicht auf die Zigarette verzichten. Wenn man so gemütlich in der Kneipe beim Bier sitzt und alle anderen rauchen, da muß ich automatisch auch rauchen. In diesem Fall ist es möglicherweise besser, eine Zeitlang nicht in die Kneipe zu gehen und häufiger Orte aufzusuchen, wo nicht geraucht wird.

Sie könnten zum Beispiel ins Kino oder in die Sauna gehen oder sich mit Freunden zu einem Abendspaziergang oder zum Schlittschuhlaufen treffen. Es ist überhaupt hilfreich, wenn Sie sich in der harten Anfangszeit vermehrt mit Dingen beschäftigen, die mit dem Rauchen unvereinbar sind. Zum Beispiel legen Sie sich ein Hobby zu, bei dem Sie „alle Hände voll zu tun haben" (basteln, schreinern, stricken, kochen usw.). Oder wenn Sie Sport treiben (radfahren, laufen, schwimmen, Tischtennis usw.). werden Sie auch am Rauchen gehindert.

Auf diese Weise schränken Sie immer mehr die Zeiten ein, in denen Sie rauchen können und es fällt Ihnen leichter, Ihr persönliches Wochenziel zu erreichen.

Bewegen statt Rauchen

Haben Sie schon mal probiert, beim Joggen oder beim Tennisspielen oder beim Skilanglauf zu rauchen? In der Regel werden Sie in der Zeit, in der Sie Sport treiben, am Rauchen gehindert. Und vielen schmeckt noch Stunden danach keine Zigarette mehr. Wenn Sie nun mit dem Rauchen aufhören wollen, ist es daher hilfreich, wenn Sie sich recht häufig sportlich betätigen. Ein weiterer Vorteil: Wenn Sie sich angewöhnen, regelmäßig Ausdauersport zu betreiben, profitieren Ihre vom Rauchen angegriffenen Organe und Blutgefäße. Ihr Körper wird besser mit Sauerstoff versorgt und dadurch leistungsfähiger.

Wir haben schon vorher einmal erwähnt, daß Bewegung ein guter Ersatz für das Rauchen ist. Mit Bewegung können Sie sich Spaß und Entspannung verschaffen. In Situationen, in denen Sie bisher aus Langeweile oder zur Entspannung zur Zigarette griffen, setzen Sie sich einfach in Bewegung und laufen eine Runde im Park oder fahren mit dem Rad ein paar Kilometer oder Sie gehen zum Schwimmen . . . Für viele ist es ein besonderes Vergnügen, gemeinsam mit anderen Sport zu treiben. Fragen Sie doch mal Ihre Freunde oder Familienmitglieder, ob Sie sich Ihren Bewegungsaktivitäten anschließen wollen.

Ein Tip für Leute, die schon jahrelang keinen Sport mehr getrieben haben: Wählen Sie eine Sportart, bei der Sie langsam und behutsam einsteigen können, zum Beispiel Radfahren, Laufen, Schwimmen.

Nicht jeder ist ein Schwimmer, aber für jeden gibt es aus der großen Zahl geeigneter Sportarten seinen persönlichen Sport. Wichtig ist es, daß Sie sich keinen Leistungsstreß auferlegen, sondern sich ganz nach Ihrem eigenen Tempo richten und Ihrem Körper Zeit lassen, sich auf die neuartigen Belastungen einzustellen. Sie sollen sich schließlich nicht quälen, sondern eine neue Quelle des Genusses für sich erschließen.

Wenn Bewegung für Ihr Wohlbefinden genauso wichtig wird, wie früher das Rauchen, haben Sie viel geschafft.

Tips für Sofortaufhörer

Für alle, die das Rauchen von heute auf morgen einstellen wollen, sind die folgenden Hinweise gedacht:

Entscheiden Sie sich für einen genauen Termin, wann Sie endgültig mit dem Rauchen aufhören wollen und teilen Sie ihn möglichst allen Bekannten, Arbeitskollegen und Familienmitgliedern mit. Als günstige Zeitpunkte zum Aufhören haben sich Tage mit wenig Belastungen ergeben, zum Beispiel Wochenende, Urlaub. Besonders hilfreich ist es, wenn Sie diesen Entschluß, nicht mehr zu rauchen, zusammen mit jemandem fassen, den Sie mögen. Raucher in Ihrer Umgebung bitten Sie, in den nächsten Wochen in Ihrer Gegenwart möglichst nicht zu rauchen.

Rauchen Sie am letzten Rauchertag so viel wie Sie wollen, denn es sind ja Ihre letzten Zigaretten. Entfernen Sie dann alles aus Ihrer Umgebung, was Sie ans Rauchen erinnert: Zigaretten, Feuerzeug, Streichhölzer, Aschenbecher . . .

Trinken Sie am Anfang Ihrer Nichtraucherzeit recht viel: Saft, Kräutertee, Mineralwasser . . .

Unternehmen Sie möglichst viel Erfreuliches, das nichts mit dem Rauchen zu tun hat, zum Beispiel Kino, Sauna, Squashspielen, Schwimmen . . .

Verschaffen Sie sich viel körperliche Bewegung. Sie fühlen sich dadurch wohler, werden entspannt und das Rauchverlangen wird gedämpft.

Halten Sie immer etwas zum Kauen oder Knabbern bereit: Kaugummi, Lakrize, Karotten, Dörrobst, Gurken usw.

Vermeiden Sie stark gewürzte Speisen und üppige Mahlzeiten. Sie steigern häufig das Rauchbedürfnis. Meiden Sie in der ersten Zeit Getränke, die Ihnen Appetit auf eine Zigarette machen, vor allem Alkohol. Trinken Sie Tee, wenn Sie gewohnt sind, zum Kaffee zu rauchen und Kaffee, wenn Sie Teetrinker sind.

Belohnen Sie sich für das Nichtrauchen. Mit dem eingesparten Zigarettengeld können Sie sich einige Wünsche erfüllen.

Wenn Sie das Rauchen aufgegeben haben

Erst einmal herzlichen Glückwunsch, daß Sie tatsächlich vom Rauchen losgekommen sind! Da Ihr Erfolg ja von Dauer sein sollte, wollen wir noch auf ein paar Schwierigkeiten eingehen, die Ihnen demnächst zu schaffen machen könnten.

Entzugserscheinungen

Nach dem Einstellen des Rauchens dauert es erst eine gewisse Zeit, bis Ihr Körper wieder normal funktioniert. Er hatte sich durch das jahrelange Rauchen an die regelmäßige Nikotinzufuhr gewöhnt und muß jetzt auf dieses Anregungsmittel verzichten. Daher kommt es zu den bekannten Entzugserscheinungen. Sie äußern sich zum Beispiel als Gereiztheit, Nervosität, Unruhe, Kopfweh, Schwitzen, Schwindel, Konzentrationsstörungen, Unlust, Benommenheit, Müdigkeit, Verdauungsstörungen, gesteigerter Appetit, Schlafstörungen usw.

Alle geschilderten Begleiterscheinungen in der Entwöhnungsperiode sind jedoch vorübergehend. Einige der körperlichen Entzugserscheinungen sind bereits nach ein paar Tagen, andere nach wenigen Wochen verschwunden.

Übrigens, Bewegung ist ein äußerst wirksames Mittel, Entzugserscheinungen abzumildern.

Was tun, wenn Sie dicker werden?

Nein danke, ich rauch' nicht mehr

Musik: Claus-Dieter Eckhardt/Wolfgang Ibing
Text: Holger Grabowsky

Nein danke, ich rauch' nicht mehr, nein danke, ich brauch's nicht mehr, nein danke, ich brauch's nicht mehr, ich hab' einfach aufgehört, fiel gar nicht schwer, ich rauch' nicht mehr.
Ich fühl mich endlich richtig frei nach all der Tabaksqualmerei, endlich hab' ich's aufgegeben, man will ja noch'n bißchen leben. Letzte Woche, ganz spontan, ich steckte mir g'rad die erste an, drückte sie gleich wieder aus, die Schachtel flog zum Fenster 'raus.

23

Refrain:
Nein danke, ich rauch' nicht mehr, nein danke, ich brauch's nicht mehr,
ich hab' einfach aufgehört, war gar nicht schwer, ich trink' jetzt mehr.
Nein danke, ich rauch' nicht mehr, nein danke, ich brauch's nicht mehr,
ich hab' einfach aufgehört, war gar nicht schwer, ich sauf' jetzt mehr.
Ein kleines Schnäpschen nach dem Essen hilft, den Schmachter zu verges-
sen, eins, dann zwei, dann drei, dann vier, zu jedem zwei, drei Flaschen Bier.
Doch dann hab' ich mich fest entschlossen, die letzte Flasche weggegossen,
ich hab' auch so noch Spaß am Leben, ohne einen drauf zu heben.
Nein danke, ich rauch' nicht mehr, nein danke, ich trink' nicht mehr, ich
hab' einfach aufgehört, war gar nicht schwer, ich eß jetzt mehr.
Nein danke, ich rauch' nicht mehr, nein danke ich trink' nicht mehr, ich
hab' einfach aufgehört, fällt gar nicht schwer, jetzt wieg' ich mehr.
Pizzas, Bier, Macs, Sacher Torte, manchmal fehlen mir die Worte, ich
schob alles in mich 'rein, der Körper will befriedigt sein. Ich hielt mich für
wohlgenährt, jetzt les' ich, das ist verkehrt, dick sein ist ein Risiko, Dicke
werden niemals froh.
Refrain:
Nein danke, ich eß nicht mehr, nein wirklich, ich eß nicht mehr, ich hab'
einfach aufgehört, war gar nicht schwer, ich eß nicht mehr.
Nein danke, ich eß nicht mehr, ich bin schon viel zu schwer, sei Kumpel und
wirf mir lieber mal 'ne Zigarette her.   *Schlager der Gruppe Truck Stop*

Viele Raucher, die sich das Rauchen abgewöhnen, befürchten eine
Gewichtszunahme. Für manche ist dies ein Grund, lieber wieder mit dem
Rauchen zu beginnen. Sie sagen sich: Lieber ein schlanker Raucher, als ein
dicker Nichtraucher. Es ist richtig, daß die meisten Raucher, nachdem sie
sich von den Zigaretten getrennt haben, ein wenig zunehmen. Das liegt an
der Umstellung des Stoffwechsels. Doch normalerweise verringert sich das
Körpergewicht nach circa sechs Monaten von selbst wieder.

Wenn Sie dennoch mit größeren Gewichtsproblemen zu kämpfen haben,
achten Sie auf folgendes:

Versuchen Sie einerseits kalorienärmer zu essen und zu trinken und andererseits mehr Sport zu treiben. Wählen Sie zum Beispiel nicht Süßigkeiten oder
Salzgebäck als Ersatz für das Rauchen, sondern kauen Sie zuckerfreie Kaugummi oder richten Sie sich Obst, Salat oder Gemüse (Karotten, Kohlrabi,
Sellerie, Gurke . . .) in kleinen Stücken her, an denen Sie nebenher knabbern können. Trinken Sie bevorzugt zuckerfreie Getränke wie Mineralwasser oder Tee oder verdünnen Sie Fruchtsäfte oder Wein mit Mineralwasser.

Wenn Sie ständig Appetit haben, essen Sie häufiger (fünf bis sechs Mahlzeiten pro Tag), aber geringere Mengen. Wer auf Süßspeisen nicht verzichten möchte, sollte bei der Herstellung Süßstoff statt Zucker verwenden.

Und wenn Sie mal nicht wiederstehen können?

Sie wissen wahrscheinlich von anderen Ex-Rauchern, daß Sie, nachdem sie das Rauchen aufgegeben haben, immer noch in manchen Situationen den Wunsch nach einer Zigarette verspüren. Stellen Sie sich darauf ein, daß es bei Ihnen ähnlich sein wird.
Doch überlegen Sie sich schon jetzt, was Sie in diesen Rückfallsituationen tun können. Zum Beispiel Aufstehen und ein paar Mal ganz tief durchatmen, eine Karotte essen, eine Tasse Tee kochen, mit einem Bierdeckel, Bleistift spielen, sich noch einmal die Vorteile des Nichtrauchens durch den Kopf gehen lassen usw. Das Bedürfnis nach einer Zigarette hält normalerweise nur einige Sekunden an. Mit der Zeit werden dann die Momente, in denen Sie unheimlich Lust auf eine Zigarette haben, immer seltener.

Bei allen Vorsichtsmaßnahmen kann es doch einmal vorkommen, daß Sie rückfällig werden. Sie haben vielleicht eine Familienfeier, auf der auch einiges getrunken wird. Sie lassen sich zu einer Zigarette verführen und denken sich dabei „ach, die eine kann ja wirklich nicht schaden". Sie kommen jedoch wieder auf den Geschmack und rauchen an jenem Abend eine nach der anderen, so wie früher.

Am nächsten Morgen kommt dann die große Enttäuschung.
O.k. Sie haben einen Abend lang wieder geraucht, aber ist das ein Grund, wieder ganz mit dem Rauchen anzufangen?
Werfen Sie nicht gleich die Flinte ins Korn! Denken Sie daran, daß Sie schon eine beachtliche Zeit ohne Zigarette ausgekommen sind. Das war eine ganz gute Leistung. Knüpfen Sie daran an. Trinken Sie am Tag nach Ihrem Rückfall viel Mineralwasser und verschaffen Sie sich einen angenehmen Ersatz für das Rauchen, treiben Sie Sport und versuchen Sie, sich zu entspannen.
Auf diese Weise können Sie erreichen, daß der Rückfall keine langfristigen Folgen hat.

Denkbar ist auch, daß sich der Rückfall ganz langsam bei Ihnen einschleicht. Nach ein paar Wochen ohne Zigaretten wollen Sie vielleicht mal probieren, ob Ihnen die Zigarette noch schmeckt. Da Sie glauben, nicht mehr süchtig zu sein, finden Sie auch nichts Schlimmes dabei, es bei einer anderen Gelegenheit wieder zu tun. Die Gelegenheiten häufen sich, und nach einiger Zeit wird Ihnen bewußt, daß Sie wieder Raucher sind.

Auch in diesem Falle, geben Sie nicht auf! Überdenken Sie Ihre Gründe, warum Sie mit dem Rauchen aufhören wollten und überlegen Sie sich wieder geeignete Hilfsmittel, Ihr Ziel zu erreichen.

Wenn Sie es noch einmal anpacken, erhöht sich Ihre Chance auf einen dauerhaften Erfolg. **25**

Anhang

Raucher wie Nichtraucher wissen im allgemeinen, daß Rauchen gesundheitsschädlich ist. Doch was die einzelnen Schadstoffe im Körper genau bewirken, ist meist unbekannt.
Für den interessierten Leser wollen wir dazu einige Informationen anbieten.

Schadstoffe im Zigarettenrauch

Nikotin

Nikotin ist der wichtigste und bekannteste Schadstoff im Zigarettenrauch. Es ist ein Gift, das die Nerven und das Gefäßsystem angreift. Würden fünfzig Milligramm Nikotin, die Menge, die etwa in 25 Zigaretten enthalten sind, auf einmal in die Blutbahn geraten, hätte das tödliche Folgen. Nikotin wird auch als Pflanzenschutz und Insekten-Vertilgungsmittel verwendet. Heute wird kaum noch bezweifelt, daß viele Zigarettenraucher abhängig sind und daß das Nikotin der dafür hauptverantwortliche Tabak-rauch-Bestandteil ist. Wie in Untersuchungen festgestellt wurde, zeigt Nikotin pur genau wie die Zigaretten kurzfristig positive Wirkungen. Durch Nikotin wird eine allgemeine Anregung des menschlichen Organismus erreicht, die eine Konzentration und Leistungssteigerung mit sich bringt. Bei größeren Mengen können jedoch gegenteilige Effekte eintreten. In Streßsituationen kann Nikotin beruhigend wirken. Es wurde auch beobachtet, daß Nikotin Aggressionen dämpfen kann. Die spezielle Wirkung ist von der Verfassung des Rauchers, von der jeweiligen Situation und von der Stärke der Nikotinzufuhr abhängig.

Langfristig bewirkt das Gift eine Verkalkung der Blutgefäße, das heißt, es kommt zu einer Verengung der Adern. Dadurch steigt der Blutdruck. Besonders angegriffen werden die Herzkranzgefäße und die Blutgefäße der Gliedmaßen und des Gehirns.

„Nikotinarm im Rauch"

In letzter Zeit besteht ein Trend hin zur „leichteren Zigarette". Die Zigarettenindustrie berücksichtigt das gestiegene Gesundheitsbewußtsein ihrer Kunden, in dem sie „leichte Zigaretten" auf den Markt wirft und den geringen Nikotingehalt der Zigaretten zum Gegenstand in der Werbung macht.

Kann man durch Umsteigen auf „leichte" Zigaretten die Aufnahme an Schadstoffen vermindern?

Diese Frage kann nicht global beantwortet werden. Durch die Verwendung „leichter Zigaretten" wird zwar insgesamt weniger Rauch aufgenommen, doch Untersuchungen haben gezeigt, daß die tägliche Aufnahme von Nikotin und Kohlenmonoxyd im Blut wenig von der Zigarettenstärke abhängt. Die Raucher von „leichten" Zigaretten scheinen durch tieferes und längeres Inhalieren die verringerte Rauchaufnahme auszugleichen, das heißt sie erreichen auch mit „leichten" Zigaretten ihre tägliche Nikotin- und Kohlenmonoxyddosis.

Kohlenmonoxyd

Im Zigarettenrauch ist Kohlenmonoxyd zu 4—6 % enthalten. Es ist ein farb- und geruchloses Giftgas. Sie wissen bestimmt, daß man sich mit dem Kohlenmonoxyd, das in den Autoabgasen enthalten ist, umbringen kann. Kohlenmonoxyd gerät über die Lungenbläschen ins Blut und bindet sich dort sofort an die roten Blutkörperchen, die für den Sauerstofftransport im Körper zuständig sind. Dadurch werden die Organe und das Gewebe des Körpers schlechter mit Sauerstoff versorgt und der Herzmuskel zu sinnloser Mehrarbeit gezwungen.

Das Kohlenmonoxyd im Blut setzt die Konzentrations- und Merkfähigkeit herab.

Langfristig fördert das Kohlenmonoxyd ebenso wie das Nikotin das schnellere Verkalken der Blutgefäße.

Teer

Der Teergehalt schwankt bei den meisten Filterzigarettensorten zwischen 10 und 20 mg pro Zigarette. Durch den Zigarettenrauch gelangt der Teer in Form von kleinen Rußpartikeln in die Lunge, die sich dort größtenteils ablagern. Nur ein geringer Teil wird wieder ausgeschieden.

Um es ein wenig anschaulich zu machen:

Ein durchschnittlicher Raucher (20 Zigaretten pro Tag) nimmt in einem Jahr eine ganze Tasse Teer in seiner Lunge auf.
Der Teer im Zigarettenrauch führt also zur Verschmutzung der Lunge und der Atemwege. Die Atemwege sind mit einer Schleimhaut ausgestattet, auf deren Oberfläche die sogenannten Flimmerhärchen sitzen. Sie haben die Aufgabe, Atemwege und Lunge von Staub und anderen Schadstoffen freizuhalten. Der Teer aus dem Zigarettenrauch, der sich auf dem Weg zur Lunge befindet, verklebt die Flimmerhärchen und schränkt dadurch den Selbstreinigungsvorgang massiv ein. Die Flimmerhärchen werden für immer funktionsunfähig.

Weitere Schadstoffe

Der Zigarettenrauch enthält einige Hundert verschiedene chemische Verbindungen, von denen etliche noch nicht erforscht sind. Neben Nikotin, Kohlenmonoxyd und Teer wurden noch weitere gefährliche Stoffe im Zigarettenrauch gefunden:
Cadmium, Blausäure, Ammoniak, Benzpyren, Dibenzypren, radioaktives Polonium, Arsen, um nur einige zu nennen.

Die regelmäßig zugeführten Mengen an Giften sind — wenn auch pro Zigarette minimal — insgesamt nicht unbedenklich, da man davon ausgehen muß, daß unser Körper bei der heutigen Umweltbelastung auch noch auf andere Weise Gift in sich aufnimmt (Cadmium mit Gemüse und Kartoffeln, Arsen mit Fisch und Fleisch usw.) und sich die Wirkung dadurch verstärken kann.

Passives Rauchen

„Die Raucher verpesten die Luft weit und breit und ersticken jeden honetten Menschen, der nicht zu seiner Verteidigung zu rauchen vermag. Wer ist denn imstande, in das Zimmer eines Rauchers zu treten, ohne Übelkeit zu empfinden? Wer kann denn verweilen, ohne umzukommen?"

Johann W. Goethe in einem Schreiben
an seinen Freund Karl Ludwig von Knebel

Der von der glimmenden Zigarettenspitze zwischen den Zügen nebenher abziehende Rauch enthält eine höhere Schadstoffmenge als der Rauch, den der Raucher selbst einatmet. Er wird — wenn auch mehr oder weniger verdünnt — auch von Nichtrauchern zwangsweise inhaliert. Ein Nichtraucher nimmt im Verlauf einer Stunde in einem verrauchten Raum etwa ebensoviel Kohlenmonoxyd und Nikotin auf, als wenn er selbst ein bis zwei Zigaretten geraucht hätte. Ähnliches gilt höchstwahrscheinlich auch für Cadmium und andere im Rauch befindliche Schadstoffe.

Erwähnt seien auch die unmittelbaren Beschwerden, die bei den unfreiwilligen Mitrauchern auftreten. Ein längerer Aufenthalt in verrauchten Räumlichkeiten kann Augenbrennen, Husten, Kopfschmerzen, Übelkeit, Schwindelgefühl, Kratzen im Hals und Heiserkeit zur Folge haben.

Rauchen in der Schwangerschaft

Mindestens jede 10. Frau raucht in der Schwangerschaft; bei jugendlichen Schwangeren sind es sogar doppelt so viele.

Das ungeborene Kind einer rauchenden Frau wird zwangsläufig zum Passivrauchen verurteilt. Die mit dem mütterlichen Blut transportierten

Giftstoffe des Zigarettenrauchens gelangen durch die Plazenta (Mutterkuchen, Nachgeburt) in den Blutkreislauf des Kindes und wirken sich negativ auf die Gesundheit des Kindes aus. Das Kohlenmonoxyd zum Beispiel beeinträchtigt die lebenswichtige Sauerstoffversorgung des Embryos. Durch die schlechtere Durchblutung des kindlichen Organismus kommt es zu einer Mangelernährung. Frauen, die während der Schwangerschaft rauchen, bringen im Durchschnitt um 200 g leichtere Kinder zur Welt als Nichtraucherinnen. Unreife und niedriges Geburtsgewicht führen zu Entwicklungsverzögerungen bis in die ersten Lebensjahre hinein. Untersuchungen haben gezeigt, daß die Gefahr einer Früh- oder Totgeburt des Kindes bei Raucherinnen doppelt bis dreimal so hoch ist wie bei Nichtraucherinnen. Das Risiko ist relativ unabhängig von der Höhe des täglichen Zigarettenverbrauchs.

Einige Untersuchungen weisen darauf hin, daß bei Mißbildungen (z. B. bei Lippen-Kiefer-Gaumenspalten; Herzfehler) neben anderen Ursachen auch dem Rauchen eine Bedeutung zukommen kann.

Gesundheitliche Schäden durch das Rauchen

Die gesundheitsschädigenden Wirkungen des Zigarettenrauchens auf eine Vielzahl von Geweben und Organen des menschlichen Körpers werden seit circa 20 Jahren in vielen Ländern gründlich untersucht.

Es werden

— eine allgemein erhöhte Krankheitshäufigkeit
— Bronchitis, Lungenblähung (Emphysem)
— Magen-Schleimhaut-Entzündung, Magen- und Zwölffingerdarmgeschwüre
— Herz-Kreislauf-Erkrankungen (Herzinfarkt, Gehirnschlag, Raucherbein)
— verschiedene Krebsarten (Lunge, Bronchien, Blase, Nieren, Kehlkopf, Mundhöhle, Lippen, Bauchspeicheldrüse, Speiseröhre)

mit dem Rauchen in Verbindung gebracht.

Bei manchen Krankheiten stellte sich das Rauchen als eindeutige Hauptursache für die Entstehung heraus, in anderen Fällen scheint es eine Ursache unter vielen zu sein, die das Auftreten einer Krankheit begünstigen.

Krebserkrankungen

Der Lungen- und Bronchialkrebs gilt als die Raucherkrankheit schlechthin. Nach Angaben der Weltgesundheitsorganisation (WHO) ist die Wahrscheinlichkeit, an Lungenkrebs zu erkranken, für starke Raucher 15 bis 30 mal so hoch wie für Nichtraucher. Man kann davon ausgehen, daß circa

90—95 % aller festgestellten Lungenkrebserkrankungen Zigarettenraucher betreffen. Lungenkrebs ist umso häufiger, je mehr geraucht wird, je tiefer dabei inhaliert wird, je früher mit dem Rauchen begonnen wurde und je länger geraucht wurde.

Rauchen allein hat schon ernste Folgen hinsichtlich des Lungenkrebses, Arbeits- und Umweltbedingungen können diese noch erheblich verstärken.

Es ist zum Beispiel bekannt, daß für Arbeiten an stark staubgefährdeten Arbeitsplätzen wie im Bergbau, in der Hütten- und Zementindustrie oder in Asbest-Werken auch die Gefahr, an Lungenkrebs zu erkranken erhöht ist. Untersuchungen haben gezeigt, daß die Raucher unter ihnen besonders betroffen sind (z. B. bei berufsbedingten Kontakten mit dem Wirkstoff Asbest ist der Raucher verglichen mit seinem nichtrauchenden Kollegen dem 13-fachen Krankheitsrisiko ausgesetzt).

Lungenkrebs ist nicht der einzige Krebs, der bevorzugt den Raucher trifft. Auch bei Krebs der Mundhöhle, Kehlkopf und Speiseröhre gilt das Rauchen als Hauptursache. Für Leute, die rauchen und trinken, ist das Erkrankungsrisiko nochmals erhöht.

Zwischen dem Zigarettenrauchen und Blasen-, Nieren-, Bauchspeicheldrüsen- und Magenkrebs wurde auch ein Zusammenhang gefunden, der jedoch nicht so stark ist wie bei den anderen erwähnten Krebsarten. Aber zum Beispiel beim Nierenkrebs ist das Risiko für den Raucher immerhin noch um 50 % größer als für den Nichtraucher.

Herz- und Kreislauferkrankungen

Herz- und Kreislauferkrankungen sind die zweite große Gruppe von Gesundheitsschäden, die durch das Zigarettenrauchen mitverursacht werden. Dafür sind das Kohlenmonoxyd und das Nikotin aus dem Zigarettenrauch verantwortlich.

1. Raucherbein

Diese Krankheit kommt bei Nichtrauchern nur sehr selten vor; daher die Bezeichnung „Raucherbein".
Die durch das Nikotin verursachte Verkalkung der Blutgefäße macht sich besonders in den Gliedmaßen bemerkbar. Bei einem Raucherbein klappt wegen der Gefäßverengungen der Beinarterien die Sauerstoffzufuhr nicht mehr. Durch das Kohlenmonoxyd wird der Sauerstofftransport des Blutes zusätzlich beeinträchtigt. Der Sauerstoffmangel in der Beinmuskulatur führt zu heftigen Schmerzen besonders beim Gehen. Das Gehen wird bei fortschreitender Verengung der Blutgefäße immer beschwerlicher und der Sauerstoffmangel in den Muskeln muß durch Gehpausen von einigen

Minuten ausgeglichen werden. Eine andauernde Mangelversorgung mit Sauerstoff kann zum Absterben der betroffenen Gliedmaßen führen und eine Amputation notwendig machen.

Die Zahl der Raucherbeinamputationen in der Bundesrepublik wird auf jährlich 10 000 geschätzt.

2. Herzinfarkt

Durch das Nikotin verengen sich auch die Herzkranzgefäße. Dadurch steigt die Gefahr des Herzinfarktes.

Das Risiko des Rauchers, an Herzinfarkt zu sterben, ist durchschnittlich 4-mal so hoch wie beim Nichtraucher. Wie bei den anderen Raucherkrankheiten hängt die Gefährdung davon ab, wieviele Zigaretten pro Tag geraucht werden und wie intensiv. Kommen zum Rauchen noch weitere Risikofaktoren wie zum Beispiel hoher Blutdruck, Übergewicht, erhöhter Blutfettgehalt, Streß, Bewegungsmangel, Diabetes und bei Frauen die Einnahme der Anti-Baby-Pille (orale Antikonzeption) dazu, steigt das Infarktrisiko nochmal um einiges.

Gefährdet sind bereits Menschen der mittleren Altersgruppen um 45 Jahre. Alle Herzinfarkte vor dem 40. Lebensjahr betreffen fast ausschließlich Raucher.

Circa 85 % der Raucher hören nach einem Herzinfarkt mit dem Rauchen auf. Dennoch sind für diese Patientengruppe die Überlebenschancen in den ersten Wochen nach dem Herzinfarkt geringer als für Nichtraucher.

Wird nach Überleben des ersten Herzinfarktes weiterhin geraucht, erhöht sich die Wahrscheinlichkeit, daß ein erneuter Herzanfall auftritt.

Die Lebenserwartung von Rauchern

Es ist allgemein bekannt und in zahlreichen Untersuchungen aus verschiedenen Ländern nachgewiesen worden, daß Rauchen die Lebenserwartung um einige Jahre verkürzt.

Nach einer amerikanischen Untersuchung, der Hammond-Studie, in der über eine Million Raucher und Nichtraucher 20 Jahre lang beobachtet wurden, hat zum Beispiel ein 40-jähriger, der seit seinem 15. Lebensjahr täglich durchschnittlich 2 Schachteln Zigaretten raucht, eine um circa acht Jahre kürzere Lebenserwartung als ein Nichtraucher gleichen Alters.

Es hat sich gezeigt, daß die Verringerung der Lebenserwartung abhängig ist von der täglichen Zigarettenmenge, von der Inhalationstiefe, von dem Schadstoffgehalt der Zigarettenmarke, vom Einstiegalter und von der Anzahl der Jahre, die man raucht.

Tägliche Zigarettenmenge	Durchschnittliche Lebenserwartung 40jähriger Männer
0 Zigaretten	74,5 Jahre
1—9 Zigaretten	70,2 Jahre
10—19 Zigaretten	69,3 Jahre
20—39 Zigaretten	68,7 Jahre
40 und mehr Zigaretten	66,9 Jahre

Durchschnittliche Lebenserwartung 40-jähriger Männer (Hammond-Studie)

In der Tabelle sind Durchschnittswerte angegeben. Man muß dabei bedenken, daß im Einzelfall der Tod später aber auch bedeutend früher eintreten kann.

Wenn man nun schon jahrzehntelang täglich seine zwei Schachteln Zigaretten raucht, lohnt es sich da überhaupt noch, das Rauchen aufzugeben?

Wie einige wissenschaftliche Untersuchungen zeigen, ist zum Beispiel das Risiko, an Lungenkrebs zu erkranken, nach fünf Jahren ohne Zigaretten deutlich verringert und nach etwa fünfzehn Jahren dem eines Nichtrauchers vergleichbar. Nach circa fünf Jahren ist die Herzinfarktgefahr wieder in etwa so groß wie bei Menschen, die nie geraucht haben. Die allgemeine körperliche Leistungsfähigkeit verbessert sich bereits unmittelbar nachdem Sie das Rauchen aufgegeben haben.

Allein aus gesundheitlicher Sicht lohnt es sich, mit dem Rauchen aufzuhören.